针灸经典医籍必读丛书

扁鹊神应针灸玉龙经

元·王国瑞 撰

韩辉 校注

中国健康传媒集团
中国医药科技出版社 ·北京

内容提要

元时期是针灸学术承前启后的繁荣时期，各流派之间相互争鸣，促进了针灸学术的发展。《扁鹊神应针灸玉龙经》即是这一时期的代表著作。书中除载有一百二十六玉龙歌（简称玉龙歌）等针灸歌诀多首和其他针灸治法外，还记述了独到的王氏家传针灸经验。书中集录了大量窦汉卿的针论，对于研究窦氏针法具有重要价值。本书简明扼要，注重实用，适合针灸临床医生、针灸研究者及广大针灸爱好者阅读参考。

图书在版编目（CIP）数据

扁鹊神应针灸玉龙经／（元）王国瑞著；韩辉校注．
北京：中国医药科技出版社，2025.9. --（针灸经典医籍必读丛书）. -- ISBN 978 - 7 - 5214 - 5496 - 3

Ⅰ. R245

中国国家版本馆 CIP 数据核字第 2025GW3990 号

美术编辑　陈君杞
版式设计　南博文化

出版　**中国健康传媒集团** | 中国医药科技出版社
地址　北京市海淀区文慧园北路甲 22 号
邮编　100082
电话　发行：010 - 62227427　邮购：010 - 62236938
网址　www. cmstp. com
规格　880 × 1230mm $^1/_{32}$
印张　$3\,^3/_8$
字数　61 千字
版次　2025 年 9 月第 1 版
印次　2025 年 9 月第 1 次印刷
印刷　大厂回族自治县彩虹印刷有限公司
经销　全国各地新华书店
书号　ISBN 978 - 7 - 5214 - 5496 - 3
定价　25. 00 元

获取新书信息、投稿、为图书纠错，请扫码联系我们。

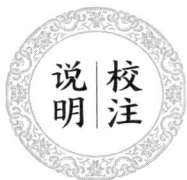

　　《扁鹊神应针灸玉龙经》，元代王国瑞撰，初刊于元文宗天历二年（1329），刻本甚少，流传不广。王国瑞，江西婺源人，元末医学家，为针灸名家王开增之子。本书具有较高的学术价值，首先以85首歌诀形式，介绍了120个常用穴位，每一穴位，均举其所治病证，便于习诵。次载《标幽赋》，并附阐释。以下依次为：天星十一穴位歌诀、人神尻神歌诀、太乙日游九宫血忌诀、灸法杂抄切要、飞腾八法等，其中许多内容，为其他针灸著作之不备，故有相当高的研究价值。其弟子周仲良在为本书所作之后序中云："其所以托名扁鹊者，重其道而神其书也；名曰玉龙者，盖以玉为天地之精，龙为神变极灵，此书之妙用亦犹是也。"王氏既重视按病取穴，也主张按时取穴，所创"飞腾八法"颇具特色，与"灵龟八法"同中有异。其"夫妻配合"取穴法又当是子午流注法的另一支派。其对后代医家产生过较大影响。《针灸聚英》作者高武将《玉龙歌》辑改成《玉龙赋》并收入《针灸聚英》书中，杨继洲又为之作注；徐凤所著《针灸大全》将《天星十一歌诀》增改为《马丹阳天星十二穴并治杂病歌》。可见此书对后世影响甚大。

此次校注以清代《四库全书》本为底本，以明代嘉靖本为校本整理而成。

在校注过程中做了以下调整。

1. 原书繁体字等均径改为现行标准简化字。

2. 书中异体字、古今字，凡能明确其含义者，均改为今义标准简化字书写，如"文、傍"三字用法按今义改正。

3. 对底本中明显的错误、脱漏、衍文、倒置处直接改正。

4. 原书目录与正文不一致处，互相补正，或据本书体例补正增删，出校。

5. 对底本与校本互异，若难以判断是非或两义皆通者，则不改原文，出校并存，或酌情表示有倾向性意见。

6. 对底本与校本虽同，但原文有误者，则予以勘正，并出校说明。

7. 对一些"腕""脘"不分、"疸""胆"混用的字，均予以校正。

8. 原著竖排版的"右"，现横排均改为"上"。

由于校注者水平所限，不足之处在所难免，还望各位同道不吝指正。

校注者

2025 年 5 月

提要

　　臣等谨案《扁鹊神应针灸玉龙经》一卷，元·王国瑞撰。国瑞婺源人，其书专论针灸之法。首为一百二十穴玉龙歌八十五首，次为注解标幽赋一篇，次为天星十一穴歌诀十二首，次为人神、尻神太乙九宫歌诀，次为六十六穴治证，次为子午流注心要秘诀，次为日时配合六法图，次为磐石金直刺秘传，次又附以针灸歌及杂录切要，后有天历二年国瑞弟子周仲良序①。称托名扁鹊者，重其道而神之。其中名目，颇涉鄙俚，文义亦多浅近，而剖析简要，循览易明，非精于其技者，亦不能言之切，当如②是也。

乾隆四十九③年四④月　恭校　上

总纂官　臣　纪　昀

臣　陆锡熊

臣　孙士毅

总校官　臣　陆费墀

---

①　序：文渊阁本作"跋"。
②　如：文渊阁本作"若"。
③　九：文渊阁本作"六"。
④　四：文渊阁本作"二"。

目 录

一百二十穴玉龙歌

扁鹊授我玉龙歌，玉龙一试痊沉疴。

玉龙之歌世罕得，研精心手无差讹。

吾今歌此玉龙诀，玉龙一百二十穴。

行针殊绝妙无比，但恐时人自差别。

补泻分明指下施，金针一刺显良医。

伛者立伸患者起，从此名驰湖海知。

（曲池补，人中泻；风池补，绝骨泻。）

中风

中风不语最难医，顶门发际亦堪施。

百会穴中明补泻，即时苏醒免灾危。

顶门：即囟会穴，上星后一寸。禁不可刺，灸七壮，针泻之。

百会：顶中央旋毛中，取眉间印堂至发际折中是穴。针一分许。中风，先补后泻，多补少泻。灸七壮，无补。

口眼㖞斜

中风口眼致㖞斜，须疗地仓连颊车。

㖞左泄右依师语，㖞右泻左莫教差。

地仓：在口旁直缝带路下，针一分。

颊车：在耳后坠下三分，沿皮向下透地仓一寸半，灸二七壮。

头风

头风呕吐眼昏花，穴在神庭刺不差。

子女惊风皆可治，印堂刺入艾来加。

神庭：在鼻直上入发际五分。针三寸，先补后泻，泻多补少。

印堂：在两眉间宛宛中。针一分，沿皮先透左攒竹，补泻后转归元穴；退右攒竹，依上补泻。可灸七壮。小儿惊风灸七壮，大哭者为效，不哭者难治。随症急慢补泻，急者慢补，慢者急泻，通神之穴也。

偏正头风

头风偏正最难医，丝竹金针亦可施。

更要沿皮透率谷，一针两穴世间稀。

丝竹：在眉后入发际陷中，沿皮向后透率谷，在耳尖上一寸。针三分，灸七壮。开口刺，痛则泻，若①晕则补。

头风痰饮_{宜泻风池穴}

偏正头风有两般，风池穴内泻因痰。

若还此病非痰饮，合谷之中仔细看。

风池：左②耳后颞颥骨筋下，入发际，横针一寸半，入风府。先补后泻，可灸七壮、二七壮。

合谷：一名虎口。在手大指次指歧骨缝中，脉应手。直刺入一寸半，看虚实补泻。

头项强痛

项强兼头四顾难，牙疼并作不能宽。

先向承浆明补泻，后针风府即时安。

承浆：在唇下宛宛中。直针三分，可灸七壮，泻之。

风府：在项后入发际一寸，两筋间，言语则起，不

---

① 若：嘉靖本作"眩"。
② 左：嘉靖本作"在"，义胜。

言语则陷下处是穴。针三分，不可深，深则令人哑噤。

牙疼_{附：呕吐}

牙疼阵阵痛相煎，针灸还须觅二间。

翻呕不禁兼吐食，中魁奇穴试看看。

二间：在手大指次指骨缝中。针一分，沿皮向后三分。灸七壮，看虚实补泻。

中魁：在中指第二节尖。灸二七壮，泻之。禁针。

乳蛾

乳蛾之症更希奇，急用金针病可医。

若使迟延难整治，少商出血始相宜。

少商：在大指甲边内侧端，去爪甲如韭叶。针入一分，沿皮向后三分，泻之。三棱针出血。应合^①谷。

鼻渊

鼻流清涕名鼻渊，先泻后补疾可痊。

若更头风并眼痛，上星一穴刺无偏。

---

① 合：原作"各"，据嘉靖本改。

上星：在发际一寸半，取穴以手掌后横纹按鼻尖，中指头尽处是穴。直针三分，灸七壮。鼻渊则补，不闻香臭则泻。应大渊穴，见后痰嗽歌下①。

不闻香臭

不闻香臭从何治，须向迎香穴内攻。

先补后泻分明记，金针未出气先通。

迎香：在鼻孔旁五分缝中，直针一分，沿皮向后上三分，泻多补少。禁灸。

眉目间痛

眉目疼痛不能当，攒竹沿皮刺不妨。

若是目疼亦同治，刺入头维疾自康。

攒竹：在眉尖陷中。针二分，沿皮向鱼腰，泻多补少。禁灸。

头维：在额角发际，沿皮向下透至悬厘②，是穴在额角。疼痛泻，眩晕补。灸二七壮愈。

---

① 下：嘉靖本无。
② 厘：原作"钟"，嘉靖本同，据文义当作"厘"。

心痛

九般心痛及脾疼，上脘穴中宜用针。

脾败还将中脘泻，两针成败免灾侵。

上脘：在脐上五寸。直刺三寸半，看虚实补泻。

中脘：在脐上四寸。法用草从鸠尾下至脐，折中是穴。直刺二寸五分，灸五十壮止。补多泄少。

三焦

三焦邪气壅三焦[①]，舌干口苦不和调。

针刺关冲出毒血，口生津液气俱消。

关冲：在手小指次指内侧端，如韭叶大。针一分，沿皮向后三分，泻。禁灸。（小指次指者，无名指也。）

上焦热 附：心虚胆寒

少冲穴在手少阴，其穴功多必可针。

心虚胆寒还泻补，上焦热涌手中寻。

少冲：在手小指内侧端，去爪甲如韭叶大。直刺一

---

① 壅三焦：原作"拥上焦"，据文义改。

分，沿皮向后三分，看虚实补泻。禁灸。

通里：在脘[1]后起骨上一寸。直针一分，宜泻不宜补，愈补愈发。禁灸。

痴呆

痴呆一症少精神，不识尊卑最苦人。

神门独治痴呆病，转手骨开得穴真。

神门：在手掌后，高骨陷中。针入三分，灸七壮。应后溪穴。

赤目[2]

眼睛红肿痛难熬，怕日羞明心自焦。

但刺睛明鱼尾穴，太阳出血病全消。

睛明：在目内眦[3]泪孔中。针入一分半，略针向鼻，泻。禁灸。

鱼尾：即瞳子窌[4]，在目上眉外尖。针一分，沿皮向内透鱼腰，泻。禁灸。太阳，在额紫脉上，可出血。

---

① 脘：嘉靖本作"腕"，义胜。
② 赤目：嘉靖本作"目赤"。
③ 眦：原作"眥"，据嘉靖本改。
④ 窌：古用于针灸穴位名，现代已规范使用"髎"字。

目病隐涩

忽然眼痛血贯睛，隐涩羞明最可憎。

若是太阳除毒血，不须针刺自和平。

太阳：在额紫脉上，出血，三棱针刺之。应睛明穴。

目热

心血炎上两眼红，好将芦叶搐鼻中。

若还血出真为美，目内清凉显妙功。

内迎香：在鼻孔内，用芦叶或箬叶作卷，搐之，血出为好。应合谷穴。

目烂

风眩烂眼可怜人，泪出汪汪实苦辛。

大小骨空真妙穴，灸之七壮病除根。

大骨空：在手大拇指第二节尖上。灸七壮。

小骨空：在手小指第二节尖上。灸七壮，禁针。

目昏

肝家血少目昏花，肝俞之中补更佳。

三里泻来肝血益，双瞳朗朗净无瑕。

肝俞：在背九椎两旁各一寸半。灸七壮，针入二分。

三里：在膝下三寸，贴骨外廉。针三分，泻之。

耳聋附：红肿生疮

耳聋气闭不闻音，痛痒蝉吟总莫禁。

红肿生疮须用泻，只从听会用金针。

听会：在耳珠前陷中，口开方可下针。横下针刺半寸，灸二七壮。应合谷、足三里。

聋疗二症

若人患耳即成聋，下手先须觅翳风。

项上倘然生疗子，金针泻动号良工。

翳风：在耳后陷中，开口得穴。针入半寸，泻之，灸七壮。

喑哑

哑门一穴两筋间，专治失音言语难。

此穴莫深惟是浅，刺深翻使病难安。

哑门：在项后入发际五分。直针三分，莫深，深则令人哑。泻之。不补。灸七壮。

痰嗽喘急

咳嗽喘急及寒痰，须从列缺用针看。

太渊亦泻肺家疾，此穴仍宜灸更安。

列缺：在大指直上，叉手中指尽处是穴。针入三分，横针向背[①]，泻之。

太渊：在掌后陷中三分。泻之。

咳嗽腰痛 附：黄疸

忽然咳嗽腰脊痛，身柱由来穴更真。

至阳亦医黄疸病，先泻后补妙通神。

---

① 背：嘉靖本作"臂"，义胜。

身柱：在背第三椎①骨节。针三分，灸七壮，泻之。

至阳：在背第七椎骨节尖。针三分，灸七壮，看虚实补泻。

伤风

伤风不解咳频频，久不医之劳病终。

咳嗽须针肺俞穴，痰多必用刺丰隆。

肺俞：在第三椎下，两旁各一寸宛宛中②。灸三壮。

丰隆：在足腕解溪上八寸。直针二分半，看虚实补泻。灸二七壮。

咳嗽鼻流清涕

腠理不密咳嗽频，鼻流清涕气昏沉。

喷嚏须针风门穴，咳嗽还当艾火深。

风门：在第二椎下，两旁各一寸半陷中。

喘

哮喘一症最难当，夜间无睡气遑遑。

---

① 椎：原作"榷"，据嘉靖本改，下同。

② 宛宛中：嘉靖本作"宛中"。

天突寻之真穴在①，膻中一灸便安康。

天突：在结喉陷中。针可斜下半寸，灸七壮，泻之。

膻中：在两乳中间。可泻，灸七壮，禁针。

气喘

气喘吁吁不得眠，何日夜苦相煎煎②。

若取璇玑真个妙，更针气海保安然。

璇玑：在天突下一寸。直针，入三分③，泻之，灸七壮。

气海：在脐下一寸五分宛宛中。刺入三分，灸七壮，看病补泻。

哮喘痰嗽

哮喘咳嗽痰饮多，才下金针疾便和。

俞府乳根一般刺，气喘风痰渐渐磨。

俞府：在巨骨下，璇玑旁二寸陷中。针三分，灸三壮，看虚实补泻。

乳根：在乳下一寸六分陷中，仰而取之。针一分。

---

① 真穴在：嘉靖本作"真妙穴"。
② 何日夜苦相煎煎：嘉靖本作"何当日夜苦相煎"。
③ 入三分：原无，据嘉靖本补。

灸五壮至七①壮，看病补泻。

口气

口气由来最可憎，只因用意苦劳神。

太陵穴共人中泻，心脏清凉口气清。

太陵：在掌后横纹中。针三分，泻之。

人中：在鼻下三分陷中。针三分，直针向上。

气满

小腹胀满气攻心，内庭二穴刺须真。

两足有水临泣泻，无水之时不用针。

内庭：在足两指歧骨间。直刺三分，可泻补，灸二
七壮。

临泣：在侠溪上三指四指间。针三分，禁灸。可以
出一身之水。泻用香油抹孔穴，则针孔不开。

气 附：心闷、手生疮

劳宫穴在掌中心，满手生疮不可禁。

---

① 七：原无，据嘉靖本补。

心闷之疾太陵泻，气攻胸腹一般针。

劳宫：在掌心，屈无名指，尽处是穴。针三分，灸七壮。太陵见前。

肩肿痛

肩端红肿痛难当，寒湿相搏气血狂。

肩髃穴中针一遍，顿然神效保安康。

肩髃：右[①]肩端上，举手陷中。针二寸半。若手臂红肿疼痛，泻之；寒湿麻木，补之。

肘挛筋痛 二首

两肘拘挛筋骨痛，举动艰难疾可憎。

若是曲池针泻动，更医尺泽便堪行。

曲池：在肘后外辅。

尺泽：在肘中大筋外陷中。用手如弓，方可下针。先补后泻，针半寸，禁灸。

筋急不和难举动，穴法从来尺泽真。

若遇头面诸般疾，一针合谷妙通神。

尺泽、合谷：并见前。

---

① 右：嘉靖本作"在"。

臂痛

　　两胛疼痛气攻胸，肩井二穴最有功。

　　此穴由来真气聚，泻多补少应针中。

　　肩井：在肩端上，缺盆尽处。直针寸半停针。此穴五脏真气聚，不宜补，不宜久①停针。气虚人多晕乱，急泻之三里。应支沟穴。

肩背痛

　　肩臂风连背亦痛②，用针胛缝妙通灵。

　　五枢本治腰疼病，入穴分明疾顿轻。

　　五枢：在臂部肩端骨下直缝尖。针入二寸半，灸二七壮，看虚实补泻。

虚

　　虚羸有穴是膏肓，此法从来要度量。

　　禁穴不针宜灼艾，灸之千壮亦无妨。

---

① 久：嘉靖本作"灸"。

② 痛：嘉靖本作"疼"。

膏肓：在背骨四椎下，微约五椎上，微少四肋三间是穴，各三寸。用竹杖、两手撑开，陷中是穴。

虚弱夜起

老人虚弱小便多，夜起频频更若何。

针助命门真妙穴，艾加肾俞疾能和。

命门：在背脊①十四椎下，与脐平。灸二七壮，禁针，针则愈甚，宜补不宜泻。

肾俞：在命门两旁各一寸半。灸法依前，针法依前。

胆寒心惊鬼交白浊

胆寒元②是怕心惊，白浊遗精苦莫禁。

夜梦鬼交心俞泻，白环俞穴一般针。

心俞：在背五椎两旁一寸半，沿皮向外一寸半。灸七壮，不可多，先补后泻，亦不宜多补。

白环俞：在二十一椎两旁一寸半。直针一寸半，灸五十壮。夜梦鬼交，妇人白带，宜补多。

---

① 脊：嘉靖本作"骨"。
② 元：嘉靖本作"先"。

劳证

传尸劳病最难医，涌泉穴内没忧疑。

痰多须向丰隆泻，喘气丹田亦可施。

涌泉：在脚底心，转足三缝中，又以二指至足跟尽处折中是穴。直针三分。伤寒劳瘵，有血可疗，无则危。先补后泻。

丹田：在脐下三寸。针八①分，补多泻少，可灸百壮。丰隆见前。

盗汗

满身发热病为虚，盗汗淋漓却损②躯。

穴在百劳椎骨上，金针下著疾根除。

百劳：在背第一椎骨尖③上。针三分，灸二七壮，泻之。应肺俞穴。

---

① 八：原作"入"，据嘉靖本改。
② 损：原作"捐"，据嘉靖本改。
③ 尖：原作"穴"，据嘉靖本改。

肾虚腰痛

肾虚腰痛最难当，起坐艰难步失常。

肾俞穴中针一下，多加艾火灸无妨。

肾俞：见前。

腰脊强痛

脊膂强痛泻人中，挫闪腰疼亦可针。

委中也是腰疼穴，任君取用两相通。

人中：即水沟穴，在鼻下三分衔水突起处是穴。针三分，向上些，少泻无补法，灸七壮。

委中：在膝后腘纹动脉中。针一寸，见血即愈。

手腕疼

腕中无力或麻痛，举指酸疼握物难。

若针腕骨真奇妙，此穴尤宜仔细看。

腕骨：在手腕起骨前陷中，番手得穴。针入三分，灸二七壮，泻之。手麻木则补，可灸三七壮。

臂腕痛

手臂相连手腕疼，液门穴内下针明。

更有一穴名[①]中渚，泻多勿补疾如轻。

液门：在手小指次指本节后。针入一分，沿皮向后透入阳池，泻之。

中渚：在小指次指歧骨间，本节后。针入一分，沿皮向后脱[②]透骨，泻之。

虚烦

连月虚烦面赤妆，心中惊恐亦难当。

通里心原真妙穴，神针一刺便安康。

通里：在腕后侧，起骨后一寸。直针半寸，泻之，禁灸。

腹中气块

腹中气块最为难，须把金针刺内关。

---

① 名：原作"明"，据文义改。

② 脱：嘉靖本无。

八法阴维名妙穴，肚中诸疾可平安。

内关：在手掌后横纹二寸，两筋间。直刺，透外关，先补后泻。名阴维穴，禁灸。应照海穴。

腹痛

腹中疼痛最难当，宜刺太陵并外关。

若是腹痛①兼闭结，支沟奇穴保平安。

外关：在腕后骨上二寸。直针透内关，先补后泻，灸七壮。太陵见前。

支沟：在腕后三寸，对间使。针三分，透间使，灸七壮。间使见后疟疾下。

吹乳

妇人吹乳痛难熬，吐得风痰疾可调。

少泽穴中明补泻，金针下了肿全消。

少泽：在手小指端外②侧，去爪甲如韭叶大。刺③一分，沿皮向后三分，乳疽疾疼痛补，以吐为效。

---

① 痛：嘉靖本作"疼"。

② 端外：原无，据嘉靖本补。

③ 刺：嘉靖本作"则"。

白带

妇人白带亦难治，须用金针取次施。

下元虚惫补中极，灼艾尤加仔细推。

中极：在脐下四寸。直针二寸半，灸五十壮。妇人无子，宜刺灸，则有子，先泻后补。血气攻心，先补后泻。

脾疾翻胃

脾家之疾有多般，翻胃多因吐食餐。

黄疸亦须腕骨灸，金针中腕①必痊安。

腕骨：在手腕侧，起骨前陷中。针三②分，看虚实补泻，灸三七壮。

中脘：在脐上四寸。针二寸五分，灸五十壮，补多泻少。

腿风

环跳为能治腿风，居窌二穴亦相同。

---

① 中腕：嘉靖本同，据文义当作"中脘"。
② 三：嘉靖本作"二"。

更有委中出毒血，任君行步显奇功。

环跳：在髀枢研骨下一指，侧卧，伸下足，屈上足方可。针三寸，补多①泻少，可灸。

委中：见前。

居髎：在环跳上一寸，取法如前。

膝腿无力②

膝疼无力腿如瘫，穴法由来风市间。

更兼阴市奇穴妙，纵步能行任往还。

风市：在膝外廉上七寸，垂手中指尽处是穴。针入半寸，多补少泻，灸七壮。

阴市：在膝上正七寸，垂手中指点穴。针入半寸，先补后泻，灸二七壮。

腿痛

髋骨能医两腿疼，膝头红肿一般同。

膝关膝眼皆须刺，针灸堪称劫病功。

---

① 多：嘉靖本作"少"。
② 膝腿无力：原无，据嘉靖本补。

髋骨：在膝盖上一寸，梁丘[①]穴两旁各五分[②]。直针半寸，灸二七壮，随病补泻。

膝关：在膝盖骨下，犊鼻穴旁。横针透膝[③]眼，灸二七壮，随病补泻。

膝眼：在膝下是穴，针三分，禁灸。

膝风

红肿名为鹤膝风，阳陵二穴便宜攻。

阴陵亦是通神穴，针到方知有俊功。

阳陵泉：在膝外辅骨下一指陷中。横针透阴陵泉，针入二寸，看病补泻。

阴陵泉：在膝内辅骨下空陷中。横针透阳陵泉。又法：取曲膝之横文尖头是穴。针二寸五分。

脚气

寒湿脚气痛难熬，先针三里及阴交。

更兼一穴为奇妙，绝骨才针肿便消。

三里穴：见前。

---

① 丘：原无，据嘉靖本补。

② 分：原作"寸"，嘉靖本同，据文义当作"分"。

③ 膝：原无，据嘉靖本补。

三阴交：在内踝上三寸，取中骨陷中。又云，在内踝上八寸。脚气，三寸，泻；妇人鬼胎，八寸，针三分。

绝骨：在足外踝上三寸。横针二分半，灸二七壮。

脚肿

脚跟红肿草鞋风，宜向昆仑穴上攻。

再取太溪共申脉，此针三穴病相同。

昆①仑：在足外踝后陷中。横针透吕细穴，灸二七壮，泻多补少。

太溪：在内踝后，跟骨上动脉陷中。

申脉：在足外踝骨节下，赤白肉际横纹。刺半寸，泻多补少，禁灸。

脚背痛

丘墟亦治脚跗疼，更刺行间疾便轻。

再取解溪商丘穴，中间补泻要分明。

丘墟：在足外踝前三分。麻木补之，如脚背红肿，出血甚妙。

行间：在足大指次指虎口两歧骨间。针半寸，灸二

---

① 昆：原作"仑"，据嘉靖本改。

七壮，疼痛泻之，痒麻补之。

解溪：在足腕上大筋外宛宛中。针半寸，灸七壮，如头重、头风，先补后泻，此即草鞋带穴也。

商丘：在足内踝下，微前三寸①。斜针三分，后透昆仑。

脚疾

脚步难移疾转加，太冲一穴保无他。

中封三里皆奇妙，两穴针而并不差。

太冲：在行间上二寸。直针半寸，禁灸。

三里：见前。

中封：在足腕上，筋②内宛宛中。针半寸，灸二七壮。

疟疾

疟疾脾寒最可怜，有寒有热两相煎。

须将间使金针泻，泻热补寒方可痊。

间使：在掌后横纹直上三寸，两筋。直透支沟，灸

---

① 寸：嘉靖本同，据文义当作"分"。
② 筋：同"筋"，下同。

二七壮，热多泻，寒多则补，针入半寸。

时疫疟疾

时疫疟疾最难禁，穴法由来用得明。

后溪一穴如寻得，艾火多加疾便轻。

后溪：在手小指本节后，握拳横纹尖。针半寸，灸七壮，同间使补泻法。

瘰疬

瘰疬由来隐疹同，疗之还要择医工。

肘尖有穴名天井，一用金针便有功。

天井：在肘尖骨上陷中。取法用手叉腰方可下针，内少海穴，外小①海穴。三分，泻之。

痔瘘

九般痔疾最伤人，穴在承山妙入神。

纵饶大痛呻吟者，一刺长强绝病根。

承山：在仆参上八寸，腿肚下分肉间。

---

① 小：原作"少"，据文义改。

长强：在二十一椎下，尾闾大骨当中是穴。针一寸，大痛方是穴。灸二七壮，泻之。又治胡孙痨。

大便闭塞

大便闭塞不能通，照海分明在足中。

更把支沟来泻动，方知医士有神功。

照海：足内踝下白肉际。针四分，泻之。

支沟：见前。

身痛

浑身疼痛疾非常，不定穴中宜细详。

有筋有骨须浅刺，灼艾临时要度量。

不定穴：又名天应穴，但疼痛便针，针则卧，针出血无妨，可少灸。

惊痫

五痫之证不寻常，鸠尾之中仔细详。

若匪明师真老手，临时尤恐致深伤。

鸠尾：在胸前鸠尾骨下五分。针二寸半，不宜多灸，灸多令人健忘，灸一七壮。非老师高手不可用①针，至嘱至嘱。

水肿

病称水肿实难调，腹胀膨脝不可消。

先灸水分通水道，后针三里及阴交。

水分：在脐上五分。灸五十壮。单腹胀宜泻，气满腹疼先补后泻。

三里：见前。

三阴交：见前。与绝骨相对，灸一七壮，治法同水分。

疝气 三首

由来七疝病多端，偏坠相兼不等闲。

不问竖痃并木肾，大敦一泻即时安。

大敦：在足大拇指外侧②，去爪甲如韭叶大，及三③毛中，针三分，沿皮向后三分，有泻有补。此穴亦足治寒湿脚气。

---

① 用：嘉靖本作"下"。
② 外侧：嘉靖本作"端"。
③ 三：嘉靖本此后有"之"字。

竖痃疝气发来频，气上攻心大损人。

先向阁门施泻法，大敦复刺可通神。

阁门：在玉茎毛际两旁各三寸。针一寸半，泻之，灸五十壮。

冲心肾疝最难为，须用神针病自治。

若得关元并带脉，功成处处显良医。

关元：在脐下三寸。针二寸，灸随年壮。即丹田也。补，不泻。

痔漏

痔漏之疾亦可针，里急后重最难禁。

或痒或痛或下血，二白穴从掌后寻。

二白：在掌后横纹上四寸，两穴对并，一穴在筋中间，一穴在大筋外。有一法用草从项后转至结喉骨尖，骨尽折了，将草折于两，中对大指虎口缝，双圈转，两头点掌后臂上，草尽处是穴。灸二七壮。泻之，禁灸。

泄泻

脾泄为灾若有余，天枢妙穴刺无虞。

若兼五脏脾虚证，艾火多烧疾自除。

天枢：在脐两旁各二寸。针二^①寸，灸五十壮，宜补。应脾俞穴。

伤寒

伤寒无汗泻复溜，汗出多时合谷收。

六脉若兼沉细证，下针才补病痊瘳。

复溜：在足内踝上二寸。针一分，沿皮向骨下一寸半，灸二七壮。神效。

合谷：在手虎口陷中。寒补，热泻。

伤寒过经

过经未解病沉沉，须向期门穴上针。

忽然气喘攻胸胁，三里泻之须用心。

期门：在乳下四寸第三筋^②端。针一分，沿皮向外一寸五分。先补后泻，灸二七壮。

---

① 二：嘉靖本作"一"。
② 筋：嘉靖本同，据文义当作"肋"。

脚细筋疼

脚细拳挛痛怎行，金针有治①治悬钟。

风寒麻痹连筋痛，一刺能令病绝踪。

悬钟：在足外踝三寸。针三分。应环跳穴。

牙痛②

风牙虫蛀夜无眠，吕细寻之痛可蠲。

先用泻针然后补，方知法是至人传。

吕细：在足内踝骨肉下陷中。针三分，大泻尽方补，痛定出针，灸二七壮。

心腹满痛附：半身麻痹、手足不仁

中都原穴是肝阴，专治身麻痹在心。

手足不仁心腹满，小肠疼痛便须针。

中都：在足内踝上③七寸。针一寸半，沿皮向上一寸，灸七壮。

---

① 治：嘉靖本作"法"，义胜。
② 痛：嘉靖本作"疼"。
③ 上：嘉靖本无。

头胸痛_{呕吐、眩晕}

金门申脉治头胸，重痛虚寒候不同。

呕吐更兼眩晕苦，停针呼吸在其中。

金门：在足外踝跗骨下陷中。针三分，直透申脉，泻实补虚，灸二七壮。

申脉：在足外踝骨下赤白肉际横纹。刺入半寸，泻多，补少，禁灸。

小肠疝气连腹痛

水泉穴乃肾之原，脐腹连阴痛可蠲。

更刺大敦方是法，下针速泻即安然。

水泉：在足内踝跗骨横量一寸，直下一寸。针五分，泻之，灸七壮。

脾胃虚弱

咽酸口苦脾虚弱，饮食停寒夜不消。

更把公孙脾俞刺，自然脾胃得和调。

公孙：在足内侧本节后一寸陷中。蜷两脚底相对。针一寸三分。

脾俞：在背脊十一椎两旁一寸半。针三分，灸三壮。

臂细筋寒骨痛

臂细无力转动难，筋寒骨痛夜无眠。

曲泽一针依补泻，更将通里保平安。

曲泽：在肘横纹筋里，与尺泽穴对，筋外尺泽穴，筋内曲泽穴，陷中。针三分，痛，泻，禁灸。

穴法歌 穴法相应三十七穴

穴法浅深随指中，砭焫①尤加显妙功。

劝君若治诸般病，何不专心记《玉龙》。

圣人授此《玉龙歌》，泻补分明切莫差。

祖师定穴通神妙，说与良医慎重加。

承浆应风府

风池应合谷

迎香应上星

翳风应合谷

听会应合谷

哑门应人中

攒竹应太阳

太阴应合谷、睛明

内迎香应合谷

人中应委中

肾俞应委中

---

① 焫：烧，以火烧针刺激穴位。原作"满"，据嘉靖本改。

髋骨应风市

足三里应膏肓

肩井应足三里

阳陵泉应支沟

昆仑应命门

昆仑应行间

申脉应合谷

太冲应昆仑

髋骨应曲池

肩井应支沟

尺泽应曲池

肩髃应髋骨

间使应百劳

关冲应支沟

中渚应人中

少冲应上星

后溪应百劳

神门应后溪

通里应心俞

百劳应肺俞

膏肓应足三里

风门应列缺

照海应昆仑

鸠尾应神门

中极应白环俞

天枢应脾俞

注解 《标幽赋》

"拯救之法，妙用者针，察岁时于天道，定形气于予①心。春夏瘦而刺浅，秋冬肥而刺深。不穷经络阴阳，多逢刺禁；既论脏腑虚实，须向经寻。"

第一韵专论针刺之当谨慎，不可造次，须辨经络阴阳、脏腑虚实而行补泻也。

"原夫起自中焦，水初下漏，太阴为始，至厥阴而方终；穴出云门，抵期门而最后。"

第二韵专明十二经脉常行之度，一日一周，自寅手太阳之脉，穴出云门也，至丑足厥阴之脉，穴出期门也，为终。周而复始循环，与滴漏天度无差，号曰斗合人统也。

"正经十二，别络走三百余支。"

十二经络、督任两②经贯串三百六十余穴，以同日度并诸络。十二经、奇经八脉、皇络、孙络、横络、丝络，未取尽名。然不过一昼夜脉行一万三千五百息，血

---

① 予：嘉靖本亦无，据《针经指南》补。
② 两：原作"而"，据嘉靖本改。

行八百一十丈，一周而已矣。

"正侧偃伏，气血有六百余候。"

背为阳，行于阴俞；腹为阴，行于阳俞，总三百六十余穴，左右协助合穴六百余候。

"手足三阳，手走头而头走足；手足三阴，足走腹而胸走手。"

手三阳，从手走至头；足三阳，从头走至足；足三阴，从足走至腹；手三阴，从胸走至手，《难经》所载明矣。

"要识迎随，须明逆顺。"

顺经络而刺是谓补，逆经络而刺是谓泻。手法在人，依经用度。

"况乎阴阳气血多少为最，厥阴、太阳，少气多血；太阴、少阴，少血多气；而又气多血少者，少阳之分；气盛血多者，阳明之位。先详多少之宜，次察应至之气。"

气血多少，已注经络，不必重论。

"轻滑慢而未来，沉涩紧而已至。"

指弹其穴，穴下气轻、滑、慢，气未至也，勿刺，待气至方可刺也。穴下气来沉、涩而急，即可刺也。

"既至也，量寒热而留疾。未至者，据虚实而候气。"

气至也，可留则留，可速则速。寒则留，热则速，不可失时。候气未至，或进或退，或按或提等，引气至方可刺也。

"气之至也，若鱼吞钩饵之浮沉。"

气至穴下，若鱼吞钩，若蚁奔走，或浮或沉也。

"气未至也，似潜处幽堂之深邃。"

穴下气不至，若虚堂无人，刺之无功，不可刺也。

"气至速而效速，气至迟而不治。"

气之至也，刺之即愈。气未至也，如刺绣工，徒劳人尔。

"观夫九针之法，毫针最微，七星可应，众穴主持。"

古针有九名，毫针按七星幹①运璇玑，最为常用也②。

"本形金也，有蠲邪扶正之道。"

金者，刚健中正之性，可以去邪，扶持正气也。本形言针之为物。

"短长水也，有决凝开滞之机。"

水有开山穿石之力，以润下为功。针之短长深浅，如水之用也。

"定刺象木，或斜或正。"

---

① 幹：嘉靖本作"斡"，义胜。
② 也：嘉靖本无。

斜刺，可曲，可直，可斜，可正，犹木之曲直也。

"口藏比火，进阳补赢。"

口温针热，补调荣卫，毋令冷热相伤，犹火之能炎上也。

"循机门而可塞，以象土。实应五行而可知。"

土可以塞水，针可以塞病，源是以象土也。一针之用，五行俱全。

"然是一寸六分，包含妙理，虽然拟于毫发①，同贯多歧。"

恒所用者台②针也。按黄帝铜人流注之法，肘前膝下一寸六分，止有八分为针柄，是针二寸四分也。按气血、经络变化无方，惟针所治。

"可平五脏之寒热，能调六腑之虚实。"

脏腑要分表里、虚实、寒热，针法在斯矣。

"拘挛闭塞，遣八邪而去矣；寒热痛痹，开四关而已之。"

太乙移宫之日，八风之邪。主人寒热头痛，若能开辟四关，病可除也。四关者，两手、两足，刺之而已矣。正所谓六十六穴之中也。

"凡刺者，使本神朝而后入；既刺也，使本神定而

---

① 然是一寸六分，包含妙理，虽然拟于毫发：原作"然是一穴六寸六分妙理虽然拟于毫发"。据嘉靖本、《针经指南》改。
② 台：嘉靖本作"毫"。

气随。神不朝而勿刺，神已定而可施。"

神者脉也。脉息见于穴下，气至可刺之，脉息不至则不均，不全则不定，穴下气分不可刺也。至慎、至慎。

"定脚处取气血为主意，下手处认水土是根基。"

先占口鼻，呼吸匀者可刺。水土者，太溪、冲阳也。绝则勿刺焉。

"天、地、人，三才也，涌泉同璇玑、百会。"

百会在顶，应天主乎气；涌泉在足底，应地主乎精；璇玑在胸，应人主乎神。得之者生，失之者亡，应乎三才者也。

"上中下三部也，大包与天枢、地机。"

上中下三部，谓之三要。大包在腋下三寸，主脾之大络，一要也；天枢者，夹脐旁二寸，谓之关，二要也；地机者，脾舍之郊，在膝下五寸，下部之总，三要也。

"阳跷、阳维并督脉，主肩背腰腿在表之病。"

督脉起下极之俞，主肩背夹脊之病。阳跷在足外踝下白肉际，足太阳膀胱穴。阳维在膀胱下命门穴，与督脉皆属阳，为补泻兼治胫酸、身颤、癫痫之疾。督脉为阳脉之海。

"阴跷、阴维、任、带、冲，主心腹胁筋①在里之疑。"

① 筋：嘉靖本作"肋"。

任脉起中极之俞，上毛际曲骨俞。冲脉起气冲并足阳明至胸，散诸部中。带脉起于季胁下一寸八分，周回一身，与任脉同治，阴脉之海也。阴跷起于跟①中。阴维起于诸阴交会处，所治腹里诸疾也。

"二陵、二跷、二交，似续而交五太。两间、两商、两井，相依而列两肢（两肢当作四肢）。"

阳陵泉、阴陵泉，阳跷、阴跷，交信、交仪，五太者相接（太冲、太白、太溪、太钟、太陵）。商丘、商阳，二间、三间，天井、肩井，相依乎手足四肢也。上下左右，前后内外交平而百病可治也。

"足见取穴之法，必有分寸。先审自意，次观肉分。或伸屈而得之，或平直而安定。在阳部筋骨之侧，陷下为真；在阴分郄腘之间，动脉相应。"

取穴莫熟于分寸，详字意最紧。手背、足背、脊背，阳部分在两筋之旁，以指按陷下者是穴。手心、脚底、腹肚，阴之分，在筋骨郄腘之脂下动脉，动脉应之②是穴也。

"取五穴用一穴而必端，取三经使一经而可正。"

取五穴者，谓如阳经用甲、丙、戊③、庚、壬时，

---

① 跟：原作"眼"，据嘉靖本改。
② 在筋骨郄腘之脂下动脉，动脉应之：嘉靖本作"在筋骨郄腘之间以指脂下动脉应之"。
③ 戊：嘉靖本作"戊"。

取一时，分井、荥、输、经、合，五穴既定，然后取一穴，得时刺之。三经者，假令胆经受病，宜取肝经拘关，又取脾经，甲胆与己脾为奇耦，三经只取一经。余同此例。

"头部与肩部详分，督脉与任脉异定。"

此言经络须要精熟，督脉、任脉，一阳一阴，在明①师手指，不可造次。

"明标与本，论刺深刺浅之经；住痛移疼，取相交相贯之迳。"

日法寅、卯、辰，上为标；申、酉、戌，下为本。巳、午、未，上为标；亥、子、丑，下为本。故知标病大，本病轻浅也。交贯之路，谓阴交阳会、走经走络配合之处也，皆可互标而刺之。

"岂不闻脏腑病，求门、海、输、募之微。"

门、海出入之道，输、募终始之处，五脏各有输、募。

"经络滞，而求原、别、交、会之道。"

阴输阴，谓之交；阳原阳，谓之会。

"更穷四根，三结，依标本而刺无不痊。"

《素问》云：太阳根于至阴，结于命门；阳明根于厉兑，终于颃颡；少阳根于窍阴，结于窗笼；太阴根于

---

① 明：原作"师"，据嘉靖本改。

隐白，结于太仓；少阴根于涌泉，结于廉泉；厥阴根于大敦，结于玉英，此谓三结四根。有足太阳根于复溜①，溜于京骨，注于昆仑，入于天柱、飞扬也；足少阳根于窍阴，溜于丘墟，注于阳辅，入于光明、天容也；足阳明根于厉兑，溜于冲阳，注于下陵，入于人迎、丰隆也；手太阳根于少泽，溜于阳谷，注于小②海，入于天窗、支正也；手少阳根于关冲，溜于阳池，注于支沟，入于天牖、外关也；手阳明根于商阳，溜于合谷，注于阳溪，入于天突、偏历也；手太阴根于少商，溜于太渊，注于列缺，入于迎香；手少阴根于少冲，溜于神门，注于通里，入于极泉；手厥阴根于中冲，溜于太陵，注于内荧，入于天池、郄门也。按：《素问》此篇不载后一段。

"但用八法、五门，分主客而针无不效。"

用针八法者，迎随一也，转针二也，指法三也，针头四也，虚实五也，阴阳六也，提按七也，呼吸八也。补虚泻实，损益在此八法。

五门者，井、荥、输、经、合也。春刺井，夏刺荥，秋刺经，冬刺合，四季月刺输穴。五门一月一同一日，亦有五门同年辰例。客者，客邪也；主者，主气也。知

---

① 溜：原作"留"，据嘉靖本改。
② 小：原作"少"，据文义改。

之者，刺之无有不效。

"八脉始终连八会，本是纪纲；十二经络十二原，是为枢要。"

甲光明走乙肝，乙蠡沟走甲胆，丙腕骨走丁心，丁通里走丙小肠，戊丰隆走己脾，己公孙走戊胃，庚偏历走辛肺，辛列缺走庚大肠，壬飞扬走癸肾，癸大钟走壬膀胱，三焦与包络相为表里，此为十二原穴。八脉者，奇经也。有督脉、任脉、冲脉、带脉、阴维、阳维、阴跷、阳跷，是为八脉也。八会者，腑会中脘，脏会章门，筋会阳陵泉，髓会阳辅，血会鬲俞，骨会大杼，脉会太渊，气会膻①中，此八穴阴通八脉，相符而用。

"一日刺六十六穴之法，方见幽微；一时取十二经之原，始知要妙。"

一日刺六十六穴之法，用甲、丙、戊、庚、壬五穴，每时相配乙、丁、己、辛、癸。一时十穴，五六三十，两手两足相对，共计六十穴。一时平取十二经之原，亦可遍经而已矣。

"原夫补泻之法，非呼吸而在手指；速效之功，要交正而识本经。"

经云：宁失其穴，勿失其经；宁失其时，勿失其气。古人云：有八法：弹、捻、循、扪、摄、按、爪、

---

① 膻：原作"亶"，据文义改，全书同。

切，用此如神，故不再执呼吸也。

"交经缪刺，左有病而右畔取；泻络远针，头有病而脚上针。"

手足大病，左因右侵凌，右因左攻击。黄帝云：是动则病经气，更取所生者，病血络更然，故上下、前后、左右、腹背，交经平刺也。

"巨刺与缪刺各异，微针与妙刺相通也①。"

巨、微、妙，毫针之刺；缪，交平而刺；巨，随气色而针之，故不同也。

"观部分而知经络之虚实；视浮沉而辨脏腑之寒温。"

此言三部九候，刺虚实、寒热、表里也，而后刺法行焉。

"且夫先令针耀，而虑针损；次藏口内，而欲针温。"

古人云：口温针暖，毋令针冷，与皮肉相和，故不损折也。

"目无外视，手如握虎，心无内慕，如待贵人。左手重而多②按，欲令气散；右手轻而徐入，不痛之因。"

手法之原，先要左手穴在重按有准，右手轻捻至分

---

① 也：嘉靖本无。
② 多：原作"勿"，据嘉靖本、《针经指南》改。

寸，自不痛也。

"空心恐怯，直立侧而多晕；背目沉掐，坐卧平而
没昏。"

此明用针规矩法式也。

"推于十干、十变，知孔穴之开合；论其五行、五
脏，察日时之旺衰。伏如横弩，应若发机。阴交、阳别
而定血晕，阴跷、阳维而下胎衣。"

三阴之交与三阳别走阴跷、阳维，皆治产难、下
胎、血晕，此之谓也。

"瘅厥偏枯，迎随俾经络接续；漏崩带下，温补使
气血依归。"

风科有一瘅，言风寒湿冷而为瘅也。接续，刺包、
焦诸穴。女人血下有四：崩者急下，漏者点滴下，渗者
浸浸而下，带者随便溺而下。荣卫气息安定，方可刺之。

"静以久留，停针候之。"

用针刺产难、崩漏淹涎等病，皆可停针留法，罔不
效也。

"必准者，取照海治喉中之闭塞；端的处，用大钟
治心内之呆痴。"

照海通阴跷，足少阴经也，可刺喉闭。大钟走足太
阳，可刺失心之病。

"大抵疼痛实泻，痒麻虚补。体重节疼而输居，心
下痞满而井主。"

百病麻痒不仁、清冷者，虚也，可补之；疼痛者，实也，可泻之。五门所主不同，井主心下满闷；荥主气热恍惚；输主体节疼痛；经主寒热喘嗽；合主气逆泄利也。

"心胀咽痛，针大冲而必除；脾痛胃疼，泻公孙而立愈。胸满腹痛刺内关，胁疼肋①痛针飞虎。筋挛骨痛而补魂门，体热劳嗽而泻魄户。头风头痛刺申脉与金门，眼痒眼疼，泻光明与第五。泻阴郄止盗汗，治小儿骨蒸。刺偏历利小便，医大人水蛊。中风环跳而宜刺，虚损天枢而可补。"

此一节俞穴明注，不必重解。

"由是午前卯后，太阴生而疾温；离左酉南，月朔死而速冷。"

子、丑、寅三时者，阴中之少阳，不足为用也。午前卯后，乃辰巳之时，阳中之老阳，可治万病之虚寒。酉、戌、亥三时，阴中之老阴，不足生发也。离左酉南，乃未申之时，阳中之少阴，可治万病之烦躁者。温其虚寒则针而补之，灸而呵之；冷其烦躁则针而泻之，灸而吹之。以丈夫同室女、妇人，比童子治之。

"循扪弹弩，留吸母以坚长。爪下伸提，疾呼子而嘘短。"

---

① 肋：原为"筋"，据嘉靖本改。

此言八法，虚补其母，实泻其子也。

"动退空歇，迎夺右而泻凉；推内进搓，随济左而补暖。"

此明左右转针补泻，取手俯、手仰法也。

"慎之！大患危疾，色脉不顺而莫针；寒热风阴，饥饱醉劳而切忌。"

天有六气，阴、阳、风、雨、晦、明；地有六邪，风、寒、暑、湿、温、燥；人有六情，喜、怒、哀、乐、好、恶。共十八事，皆禁忌，不可针也。

"望不补而晦不泻，弦不夺而朔不济。"

望日魂魄皆满，血气坚盈，不可补也。晦日月空已尽，人气亦衰不可泻也。朔日月会也，月之阴魄未成，日之阳魂始生，人气亦然，故不可泻也。上弦月始生，气血始结，卫气始行，不可夺也。下弦月始减，人气血亦空，不可迎也。古圣有云，针刺之法大禁，一月之内晦、朔、弦、望四日，谓之四忌。

"精其心而穷其法，无灸艾而坏其皮①；正其理而求其源，免投针而失其位。""位"者，胃也。

灸不当其穴，损伤荣血，肝也。刺不中其法，丧败卫气，胃也。

"避灸处而和四肢，四十有九；禁刺处而除六俞，

---

① 皮：原作"肝"，据嘉靖本、《针经指南》改。

一十有二。"

忌针灸之穴，见《针经》第四卷。

"抑又闻高皇抱疾未瘥，李氏刺巨阙而得苏；太子暴死为厥，越人针维会而复醒。肩井、曲池，甄权刺臂痛而复射；悬钟、环跳，华佗刺躄足而立行。秋夫针腰俞而鬼免沉疴，王纂针交俞而妖精立出。刺肝俞与命门，使瞽士视秋毫之末；取少阳与交别，俾聋夫听夏蚋之声。嗟夫！去圣愈远，此道渐坠，或不得意而散其学，或衒其能而犯禁忌。愚庸志浅，难契于元言，至道渊深，得之者有几？偶述斯言，不敢示诸明达者焉，庶几乎童蒙之心启。"

天星十一穴歌诀

三里内庭穴，曲池合谷彻。

委中配承山，下至昆仑绝。

环跳与阳陵，通里与列缺。

合担用法担，合截用法截。

专心常记此，莫与闲人说。

三百六十法，不如十一穴，

此法少人知，金锁都门镭。

将针治病人，有如汤沃雪。

非人莫传与，休把天机泄。

三里

三里在膝下，三寸两筋间。

能除心腹胀，善治胃中寒。

肠鸣并积聚，肿满膝胫酸。

劳伤形瘦损，气蛊病诸般。

人过三旬后，针灸眼能宽。

取穴当举足，得法不为难。

内庭

内庭足两间，胃脉是阳明。
针治四肢厥，喜静恶闻声。
遍身风隐疹，伸欠及牙疼。
疟病不思食，针着便惺惺。

曲池

曲池曲肘里，曲着陷中求。
善治肘中痛，偏风手不收。
挽弓开未得，筋缓怎梳头。
喉闭促欲绝，发热竟无休。
遍身风隐疹，针灸必能瘳。

合谷

合谷名虎口，两指歧骨间。
头疼并面肿，疟疾病诸般。
热病汗不出，目视暗漫漫。
齿龋鼻鼽衄，喉禁不能言。
针著量深浅，令人便获安。

委中

委中曲腘里，动脉偎中央。

腰重不能举，沉沉压脊梁。

风痹髀枢痛，病热不能凉。

两膝难伸屈，针下必安康。

承山

承山名鱼腹，腨下分肉间。

可治腰背痛，久持大便难。

脚气膝下肿，战栗腰疼酸。

霍乱转筋急，穴中刺必安。

昆仑

昆仑足外踝，后向足跟寻。

腨肿腰尻痛，脚胯痛难禁。

头疼肩背急，气喘上冲心。

双足难行履，动作即呻吟。

要得求安乐，须将穴下针。

环跳

环跳在髀枢，侧身下足舒。
上足曲求得，针得主挛拘。
冷风并湿痹，身体或偏枯。
呆痴针①与灸，用此没疏虞。

阳陵

阳陵居膝下，一寸外廉中。
膝腿难伸屈，拘挛似老翁。
欲行行不得，冷痹及偏风。
诚记微微刺，方知最有功。

通里

通里腕侧后，度量一寸中。
善呻并数次②，懊恼及心忪。
实在四肢肿，喉闭③气难通。

---

① 针：原作"计"，据嘉靖本改。
② 次：嘉靖本作"欠"。
③ 闭：嘉靖本作"间"。

虚则不能语，苦呕痛连胸。

肘膊连臑痛，头腮面颊红。

针入三分妙，神功甚不穷。

列缺

列缺腕侧上，手指头交叉。

主疗偏风患，半身时木麻。

手腕全无力，口噤不开牙。

若能明补泻，诸病恰如拿。

人神尻神歌诀

九部人神歌诀

    一脐二心三到肘，四咽五口六在手。
    七脊八膝九在足，轮流顺数忌针灸。

九宫尻神歌诀

    针家若要辨尻神，一岁坤宫外踝轮。
    二震还当牙共腨，三头口乳巽宫陈。
    四中肩尾并穷骨，五耳乾宫背面循。
    六管兑宫当手膊，七为腰项艮之门。
    八离膝筋①毋轻视，九坎当脐肘脚存。
    十岁依前零顺走，明医仔细与评论。

    其法一岁起坤宫，二岁震宫，若一十岁仍在坤宫，二十岁震宫，三十岁巽宫，零年随顺，一岁一宫，顺行矣。

---

① 筋：嘉靖本作"肋"。

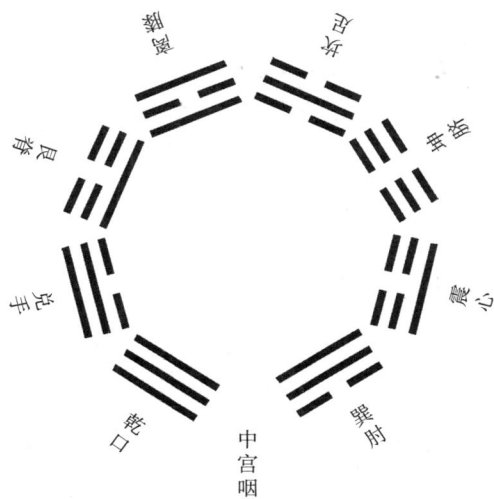

九部人神禁忌图

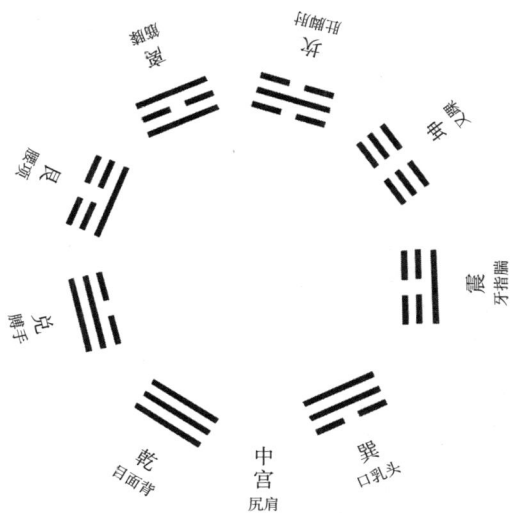

九部尻神禁忌图

太乙日游九宫血忌诀

凡八节之日，各依其宫，起一日、二日，顺数一十日，仍在本宫。二十日、三十日，零数一例，顺至四十五日止。假如夏至日，一日在离宫，二日在坎宫[①]，三日在坤，四日在震，五日在巽，至十日复至离宫。二十日在坎，三十日在坤，四十日在震，四十一日在巽，不宜针灸左肩也。余并同用此例。

---

① 宫：嘉靖本无。

六十六穴治证通支别，共九十四穴

辛　手太阴肺经凡五穴为井荥经输合，二穴为支别，共七穴①

少商　为井木。在大指端内侧，去爪甲如韭叶大，与爪甲根齐，白肉际宛宛中。禁灸，宜刺血，针三分，向上三分。治咳嗽喘逆，咽喉壅闭，双蛾，枯楼风。

鱼际　为荥火。在大指本节后内散脉，曲指大维尖。针三分。治伤风咳嗽，头疼目眩，咽干呕吐，少气，掌心、大指发热痛。

太渊　为输土。在掌后横纹头陷中。治咳嗽、腹胀、心疼，呕吐上气，眼疾。

经渠　为经金。在寸口陷中，脉会处。禁灸，伤神。针向太渊穴。治热病，喘逆，心痛，呕吐。

尺泽　为合水。在肘中约上动脉，臂屈伸横纹筋骨罅中。禁灸。治五般腰疼，手臂风痹，肘疼筋急，咳嗽上气，口干痛，癫痫。

列缺　通任脉，别走阳明。针一分，向下。在腕

---

① 穴：原作"次"，据嘉靖本改。

侧，以手交叉取食指尽处，两筋骨罅中。治伤寒，发热无汗，气喘寒热，诸嗽有痰，心满腹胀，食噎，游走气，七癥八瘕，肠风，脏毒，小便五淋，半身不遂，腕劳臂痛，痃疟，妇人血气不和，胎衣不下，小儿脱肛。

孔最　抵手阳明，在腕上一寸宛宛中。治太阴热病无汗，肘臂屈伸难。

庚　手阳明大肠经正六穴，其支二穴，共计八穴

商阳　为井金。在大指次指内侧，去爪甲如韭叶。针一分，向上三分。治喘急气上，牙痛，耳聋，目赤肿。

二间　为荥水。在大指次指第二节后，内侧陷中。针入一分，向后三分。治肩背强痛，心①惊，喉痹，鼻衄，牙痛。

三间　为输水。在大指次指第三节后内侧，捻拳横纹头中。针一分，沿皮向后透合谷穴。治胸满，肠鸣泄泻，喉痹咽干，气喘唇焦，牙痛齿龋。孕妇勿用。

合谷　为原。在大指次指虎口歧骨间动脉中。治头面、耳、目、鼻、颊、口齿诸疾，伤寒发热无汗，小儿疳气，眼疾。

阳溪　为经火。在腕中上侧，两筋间陷中，直刺

---

① 心：原作"以"，据嘉靖本改。

下。治热病心烦，头目痛，癫痫喜笑。如神。

曲池　为合土。在肘外辅骨，屈伸、曲手横纹头，以手拱胸取之。治中风半身不遂，遍身风痛，疮疥，两手拘挛红肿，伤寒发热，过经不除。

偏历　手阳明络，别走太阴。在腕后三寸。治疟寒热无汗，目昏耳鸣，口㖞，手痛，喉痹，鼽衄，水蛊，小便不利。

肩髃　两手关系肩头髆骨正中，两骨间，举臂取之。治中风半身不遂，手臂挛急，筋骨酸痛，风热隐疹。

丁　手少阴心之经正五穴，其支二穴，共计七穴

少冲　为井木。在小指内侧，去爪甲如韭叶。治五痫，心痛，热病，胸满气急，手挛臂痛，掌热。虚悲惊；实喜笑。

少府　为荥火。在小指本节，直劳宫中。治虚悲忧少气，心痛；实癫痫，谵语，臂痛①，背疽初发。

神门　为输土。在掌后兑骨端。治疟恶寒发热，咽干身热，狂言，胸满腹痛，减食，心惊，少气喘嗽，唾红吐血，遗尿，手臂难举，五痫之疾。

灵道　为经金。在掌后一寸。治心疼悲恐，暴喑

---

① 痛：嘉靖本作"疼"。

难言。

少海　为合水。在肘内廉节后大骨外，去肘端五分，横纹动脉中，屈肘向头取之。忌灸。治头疼，项急，胸满，心烦及肩膊手臂麻木难举。

阴郄　在掌后去腕五分，动脉中。治胸满心痛，气逆，失音难言，衄血，洒淅恶寒，霍乱，惊恐，盗汗，小儿骨蒸。

通里　别走太阳，在腕后一寸。治心惊怔忡，烦闷，腹胀减食，头面赤，四肢不遂，酸痛，气不和。

丙　手太阳小肠经<small>正六穴，其支二穴，共计八穴</small>

少泽　为井金。在小指端，去爪甲下一分。治项急，咳嗽，喉痹，舌疮，目赤，妇人无乳并乳痈。

前谷　为荥水。在手小指外侧，本节陷中。治伤风，发热无汗，项急背强，颔肿，咽干口渴，目赤，五指热痛。

后溪　为输木，通督脉。在手小指外侧，本节后，外腕起骨前，拳尖上，治伤寒头痛，身浮肿，中风身体不遂，腰脚沉重，项急膊痛，臂挛筋急，疟疾寒热，胸满腹胀，盗汗难卧，耳聋目痛，喉痹，五痫，五淋。

腕骨　为原。在手外侧，腕前起骨下陷中。治热病无汗，偏枯臂痛，失饥伤饱，浑身黄肿，饮食无味，目翳冷泪。

阳谷　为经火。在手外侧腕中，兑骨下陷中。治热病过时无汗，癫狂乱语，耳聋，齿痛，目眩红肿，内障。

小海[①]　为合土。在肘内大骨外，去肘端五分陷中，屈肘向头取。治头疼项急，四肢无力，手臂外廉肿痛，小肠气，妇人经脉不行。

养老　抵少阴络，在踝骨上一空一寸，沿皮向下至阳谷。治肩背强急，眼痛。

支正　别走太阳，在腕后五寸，去养老穴四寸。治五劳七伤，四肢虚乏，惊恐，肘挛指痛。

乙　手厥阴心包经正五穴，其支二穴，共计七穴

中冲　为井木。在中指端，去爪甲如韭叶陷中。无病勿用，用则令人闷。治热病无汗，九种心闷，烦闷，中风舌强，头疼掌热。

劳宫　为荥火。在掌中横纹动脉中，屈无名指是穴。勿多用。治中风身体不遂，癫痫狂笑，心疼，气喘，口臭。

太陵　为输土。在掌后两筋间陷中。治心膈痛，喜笑悲哀，头疼目赤，小便不利。

---

① 　小海：原作"少海"，据文义改。

间使 为经金。在掌后三寸，两筋间陷中。治癫发狂，疟生寒热，心疼惊悸，呕逆胸满，咽痛，臂疼。

曲泽 为合水。在肘内廉陷中，屈肘取穴。治心痛呕血，胸满口干，肘臂筋挛。

郄门 手厥阴郄，去腕五寸。治神气不足，惊恐畏人，心痛呕血，鼻衄。

内关 通阴维，别走少阳，在掌后去腕二寸，两筋中，仰手取穴。治伤寒发热，胸满腹胀，心痛，肠鸣冷痛，脾黄，癖块，泻痢，食积，咳嗽哮喘，肠风痔漏，五淋。

甲　手少阳三焦经_{正六穴，其支二穴，共计八穴}

关冲 为井金。在小指次指端，去爪甲角如韭叶。治头痛，喉痹，目痛，臂急肘疼。

液门 为荥水。在小指次指间陷中，握拳取。治五痫，惊悸，头疼目赤，齿出血，手臂肿痛。

中渚 为输木。在小指次指本节后间陷中。治脊间心后疼，头^①痛，耳聋，目赤，喉痹，肘臂挛急，五指难伸及小儿目涩羞明。

阳池 为原。在手表腕上陷中。治疟疾寒热，心

---

① 头：原为"痛"，据嘉靖本改。

痛，胸满，臂疼，身沉步难，腕劳。

支沟 为经火。在腕后三寸，两骨间陷中。治伤寒无汗，胸满，肩背胁肋①疼痛，口禁，暴哑，霍乱吐泻。

天井 为合土。在肘后大骨一寸，两筋骨间，叉手按膝上取。治五噎十膈，翻胃吐食，风痹筋挛骨痛，咳嗽上气，心疼惊悸，小腹胀疼及羊痫。

外关 通阳维，少阳络。在腕后二寸，前踝骨尖后，两筋中，覆手取。治伤寒，自汗盗汗，发热恶风，百节酸疼，胸满，拘急，中风半身不遂，腰脚拘挛，手足顽麻冷痛，偏正头风，眼中冷痛冷泪，鼻衄，耳聋，眼风。

会宗 通支沟，三阳络，在腕后三寸空中。治风痫，肌肤痛，耳聋。

乙　足厥阴肝之经正五穴，其支二穴，共计七穴

大敦 为井木，在足大指端，去爪甲如韭叶，及三毛中。治七疝，阴肝心痛，腹胀，脐下急，中热，尸厥，血崩。

行间 为荥火。在足大指间动脉中。治水蛊，胀满，心疼咳逆，吐血咽干，寒疝，溺难，腰痛，脚气红肿。

---

① 肋：原为"筋"，据嘉靖本改。

太冲　为输土。在足大指本节后二寸骨罅间，动脉中，系太冲脉。治腹中诸疾，胸胁支满，面黄肌瘦，腰脊肘肿，足膝冷痛，大便闭涩，卒疝，恶心，发热发寒，遗精，五淋，妇人月水不通，漏下，贲中疼，阴挺出，马刀腋肿。

中封　为经金。在踝内前一寸。斜行小脉上，伸足仰指取。治疟寒热，腹痛寒疝，足痛步难，草鞋风。

曲泉　为合水。在膝内辅骨下两筋间，屈膝横纹头中。治中风、腰脚冷痛，腹痛，泄痢脓血，妇人血瘕。

蠡沟　别走少阳，在内踝五寸。治项急，腹痛，足寒腿酸，卒疝，小便不利，肾脏风痒，妇人月水不调，赤白带下，脐下积疼。

中都　在内踝上七寸，骱骨中，与少阴相直。治肠癖，遗疝，小腹疼，足寒胫寒，行难，妇人血崩，恶露不止。

甲　足少阳胆之经 正六穴，支别四穴，共计十穴

窍阴　为井金。在小指次指歧骨间，本节前陷中。治头昏项疼，胁痛，目赤耳聋。

临泣　为输木，脉通带。在小指次指本节后间陷中，去侠溪寸半，垂足取。治癫痫，中风身足不遂，腰腿难辛，寒湿脚气，手足顽麻，偏正头风，面痒，目赤

眵泪，耳聋，喉痹牙痛，失饥伤饱，四肢浮肿，面黄肌瘦，气血不和，伤寒解利后多汗。

丘墟　为原。在外踝下如前陷中，去临泣三寸。治头项强，胸满腹胀，上气喘促，霍乱转筋，卒疝，疟寒热，腋肿，腰胯腿膝脚寒湿，酸疼红肿，草鞋风，目生翳。

阳辅　为经火。在外踝上四寸，辅骨前，绝骨端，如前三分，去丘墟七寸。治胃弱减食，肠鸣腹胀，筋挛骨痛，足肿。

阳陵泉　为合土。在膝下一寸外廉，骺骨下，微侧陷中。治筋病，中风半身不遂，腰腿膝脚诸病，喉痹，风痰，便毒。

绝骨　在足外踝上三寸动脉中。治伤寒大热无汗，心疼腹胀，中焦寒热，减食吐水，腰胯急痛寒热[1]，遍身疮疥，脚气。

光明　走厥阴。在外踝五寸。治热病无汗，中风身体不遂，与阳辅治同。虚则腿脚痿痹，骺酸，眼痒；实[2]则骺热，膝痛。

阳交　在外踝上七寸，斜属三阳分，内同。治寒厥惊狂，胸满，面肿喉痹，膝骺麻痹，寒热不仁。

---

① 热：嘉靖本作“湿”。
② 实：原无，据嘉靖本补。

环跳　在髀枢中，丸子骨下。两腿间系，侧卧，伸下足，屈上足取。治中风，身体不遂，血凝气滞，浑身、腰腿风寒湿痹，生疮肿癞。

己　足太阴脾之经_{正穴五，支穴二，共计七穴①}

隐白　为井木。在大指端内侧，去爪甲如韭叶。治腹胀，喘吐血衄，肠滑，食不化，月经不止，血崩。

大都　为荥火。在大指本节内侧白肉际。治热病遗热不解，足心发热，脾胃不和，胸膈痞闷，腹痛吐逆。

太②白　为输土。在大指内侧，核骨下陷中。治热病无汗，脾胃虚弱，腹胀③肠鸣，呕吐，泄泻，霍乱，不思饮食，身热，腿疼，手足冷，腰尻痛，大便难。

商丘　为经金④。在内踝下微前陷中。治身体拘急，腿脚内廉疼，腹胀肠鸣，身寒气逆，绝子。

阴陵泉　为合水。在膝下内侧辅骨下陷中，曲膝伸足取。治霍乱，腹胀喘逆，七疝八瘕，腰落小便不利。

公孙　通冲脉，别走阳明，在大指本节后，去太白一寸。治妇人诸疾，产后血晕，胎衣不下，五癫，胸膈

---

① 正穴五，支穴二，共计七穴：原无，据嘉靖本补。
② 太：原作"大"，据文义改。
③ 胀：原无，据嘉靖本补。
④ 金：原无，据嘉靖本补。

不利^①，胁肋^②膨胀，痃癖积块，肠鸣泄泻，里急后^③重，酒疸食黄，翻胃痰涎，七疝，肠风，脱肛。

三阴交　通三阴聚会处，在内踝上三寸，骨下陷中。孕妇勿用。治身重足痿，膝内廉疼，七疝，小肠气，便毒，小便不利，五淋。

戊　足阳明胃之经<small>正六穴，其支一穴，共计七穴^④</small>

厉兑　为井金。在大指次指端，去爪甲如韭叶。治热病无汗如疟，尸厥、口噤，腹胀，多睡，面肿，喉痹牙疼。

内庭　为荥水。在大指次指外陷中。治腹胀久疟，四肢厥逆，牙疼，腿膝足跗红肿。

陷谷　为输木。在大指次指外间本节后陷中，去内庭二寸。治久疟无汗，面肿，腹胀肠鸣，腿膝肿痛。

冲阳　为原。在足跗骨上，去陷谷三寸动脉。治偏风，口眼㖞斜，寒热如疟，牙疼。

解溪　为经火。在冲阳后一寸半，腕上系鞋处。治喘嗽上气，腹中积气游走，头昏目瞀，眉棱疼。

---

① 公孙通冲脉，别走阳明，在大指本节后，去太白一寸。治妇人诸疾，产后血晕，胎衣不下，五癫，胸膈不利：原无，据嘉靖本补。
② 肋：原作"筋"，据嘉靖本改。
③ 后：原无，据嘉靖本补。
④ 正六穴，其支一穴，共计七穴：原无，据嘉靖本补。

三里　为合土。在膝下①三寸，䯒骨外廉两筋间，以大指次指圈其膝盖，中指尽处是穴，举足取。治男女百病，五劳七伤，脾胃诸气，诸积，诸蛊，诸眼疾，喉风，寒诸疼痛。

丰隆　别走太阳，外踝上八寸下廉，䯒外廉陷中。治身体倦怠，腿膝酸痛，四肢不收，心腹气痛，大小便难，寒喘嗽急，喉痹气逆。

癸　足少阴肾之经正五穴，其支三穴，共计八穴②

涌泉　为井木。在足心近大指大筋白肉际，屈足卷指取。治男子如蛊，女子如狂，身热头痛，气喘足寒，大便闭结。

然谷　为荥火。在内踝前起，直下一寸，大骨下陷中。勿见血。治寒湿脚气，疮疥癣痛，小儿脐风口噤。

太溪　为输土。在内踝后，跟骨上，动脉陷中。治疟寒热，咳逆心烦，鼻衄吐血，牙疼，胫寒，小便黄赤。

复溜　为经金。在内踝上二寸，动脉陷中。治浑身疼，盗汗，腰痛引脊，腹胀肠鸣，四肢浮肿，胫寒足痿，小便杂色。

---

① 下：原为"上"，据嘉靖本改。
② 正五穴，其支三穴，共计八穴：原无，据嘉靖本补。

阴谷 为合水。在膝内辅骨后，大筋下，小筋上，屈膝按之，应手取。治伤寒小便不通，腹疼，漏下赤白，小便黄赤。

水泉 在内踝下，太溪下一寸。治月事不来，来即心闷，阴挺出，大便淋，腹痛，目昏。

照海 通阴跷，在内踝四分，赤白肉际。治伤寒发热，咽喉肿痛，头风胸满，腹胀恶心，翻胃吐食，酒积食癖，血瘕气块，肠风漏血，大便闭结，小肠疝气，遗尿，女人产后血晕，经水不调。

大钟 走太阳，在足跟冲中，当踝后，绕跟取。治胸腹喘逆少气，惊恐，口燥咽干，咳吐，喉中鸣，食噎烦闷，呕，腰疼，大便秘，嗜卧，口中热，小便不利。

壬　足太阳膀胱经正六穴，支穴有四，凡十穴

至阴 为井金。在小指外侧，去爪甲角如韭叶。治头风，目昏晕，鼻衄，腹胀减食，胸满，小便难。

通谷 为荥水。在小指外侧，本节前陷中。治头疼目赤，鼻衄，腹胀减食。

束骨① 为输木。在小指外侧，本节后陷中。治头疼项急，目昏烂眩，小儿诸痫。

———————————

① 骨：原作"谷"，据嘉靖本改。

京骨 为原。在外侧大骨下，赤白肉际中，按之得。治头项腰胯筋挛骨痿诸疾[1]，目病，鼻疾。

昆仑 为经火。在外踝后腿骨上，大筋后五分，细脉应手。治腰尻膝足，风寒湿痹，肿痛，暴喘上气，诸痫，便毒。

委中 为合土。在腘中央，腘内筋骨约纹中动脉。治身重腰痛，膝劳髀疼，四肢无力，失尿。

申脉 通阳跷。在外踝下容爪甲，白肉际。治一身，四肢拘挛痛肿，麻痹疼痛，历节风，头风，眉棱疼痛，目赤，鼻衄，耳聋。女人吹乳。

外阳 在外踝上三寸，阳跷，郄太阳后，少阳前，筋骨间。治腰腿胯胫急，酸痛，四肢不举。

承山 在兑端腨肠腿肚下，分肉间，离足跟上八寸。治腰脊腿足拘挛，寒湿脚膝肿痛，大便难，痔疮、肠风，脏毒，便痛，霍乱，转筋。

飞扬 别走少阴。在踝上七[2]寸。治诸癫，头目昏沉，颈项强痛，腰腿手足历节风，鼻鼽衄血，疟寒热，痔疮。

---

① 疾：原无，据嘉靖本改。
② 七：原作"九"，据嘉靖本改。

流注序

天有十干，地支十二。以干加支，常遗其二。二一合化，五运六气，是以甲、乙、丙、丁、戊、己、庚、辛，一而不重壬癸，壬癸乃重其位。阴阳不质，五行质气，气质既形，胎生墓死，所以甲犹草木，原因壬癸。气行于天，质具于地。质气之分阴质、阳气，故阳主变化，阴主专静，而莫自制。是以阳府示原，阴藏隐秘。然夫自子至巳，六阳化合；自午至亥，六阴变化。惟壬得一，癸二从之，为阴阳动静之枢纽，气数欲兆之时。故气运一周，一会于壬癸，交结挥持，莫违其纪，故子午流注针诀，甲始于戌而壬亥为终，壬子、癸丑为终始之地。一顺一逆，一纵一横，一起一止，一变一互，一合一化，一君一臣，一佐一使，一生一克，一母一子，一夫一妇，交神合气，变化无穷。所以一岁总六十穴，月、日、时、刻，一刻备六十穴，岁时[①]，月、日如之，其何以然哉！日、月，三十日则一会于壬[②]，河图一六

---

① 时：嘉靖本作"明"。
② 壬：嘉靖本无。

居北而括万极，此皇极先天之数所由起，五行五气，所由化合，子午流注针法之心要也，神之变化渊乎哉！

诗曰

甲胆乙肝丙小肠，丁心戊胃己脾乡。
庚是大肠辛是肺，壬属膀胱癸肾详。

地支十二属

十二经行十二时，子原是胆丑肝之。
肺居寅位大肠卯，辰胃流传巳在脾。
午字便随心脏定，未支须向小肠宜。
申膀酉肾戌包络，惟有三焦亥上推。

阴阳经络所属

手之三阴：肺，太阴；心，少阴；心包，厥阴。
足之三阴：脾，太阴；肾，少阴；肝，厥阴。
手之三阳：小肠，太阳；三焦，少阳；大肠，阳明。
足之三阳：膀胱，太阳；胆，少阳；胃，阳明。

直年司天歌

子午少阴居，心肾共相宜，卯酉阳明胃，大肠当共知，寅申少阳胆，三焦自有期，巳亥厥阴肝，心包脉细微，辰戌行太阳，膀胱及小肠，丑未太阴土，脾肺是其乡。

时日配合穴法图

	手指诀				司天诀		
丑	戌	卯	子	丑	戌	卯	子

<table>
<tr><td></td><td>己 戊 丁 丙</td><td></td><td></td><td></td><td>己 戊 丁 丙</td><td></td><td></td></tr>
<tr><td>申</td><td>庚 逆 须 乙</td><td>巳</td><td></td><td>申</td><td>庚 迎 要 乙</td><td>巳</td><td></td></tr>
<tr><td>亥</td><td>辛 顺 明 甲</td><td>寅</td><td></td><td>亥</td><td>辛 随 识 甲</td><td>寅</td><td></td></tr>
<tr><td></td><td>壬 包 焦 癸</td><td></td><td></td><td></td><td>壬 包 焦 癸</td><td></td><td></td></tr>
</table>

午	酉	辰	未	午	酉	辰	未
				肾心	大胃肠	小膀肠胱	肺脾

十二经原穴

手阳明大肠，合谷庚；手少阴心，通里丁；手太阴肺，列缺辛；手太阳小肠，腕骨丙；手厥阴心包，内关己；足厥阴肝，中都乙；手少阳三焦，阳池戊；足少阳胆，丘墟甲；足太阴脾，公孙己；足太阳膀胱，京骨壬；足阳明胃，冲阳戊；足少阴肾，水泉癸。

夫妇配合原穴

大肠金　合谷庚　合　肝木　中都乙
心火　　通里丁　合　膀胱水　京骨壬
心包　　内关己　合　三焦　　阳池戊
小肠火　腕骨丙　合　肺金　　列缺辛
胆木　　丘墟甲[①]　合　脾土　　公孙己[②]
胃土　　冲阳戊　合　肾水　　水泉癸

六脉次第

手太阴肺丑，手阳明大肠卯，
手厥阴心主亥，手少阳三焦申，
手少阴心午，手太阳小肠戌[③]，
足厥阴肝巳，足少阳胆寅，
足太阴脾未，足阳明胃酉，
足太阳膀胱辰，足少阴肾子。

---

① 甲：原无，据嘉靖本补。
② 己：原无，据嘉靖本补。
③ 戌：原作"戊"，据嘉靖本改。

时\日	甲	乙	丙	丁	戊	己	庚	辛	壬	癸	壬子	癸丑
子	阳池 内关	丘墟 公孙	腕骨 列缺	冲阳 水泉	合谷 中都	京骨 通里	丘墟 公孙	腕骨 列缺	冲阳 水泉	合谷 中都	京骨 通里	京骨 通里
丑	腕骨 列缺	中都 合谷	中都 合谷	公孙 丘墟	内关 阳池	水泉 冲阳	列缺 腕骨	通里 京骨	中都 合谷	列缺 腕骨	列缺 腕骨	水泉 冲阳
寅	丘墟 公孙	腕骨 列缺	冲阳 水泉	合谷 中都	京骨 中都	丘墟 公孙	腕骨 列缺	冲阳 水泉	合谷 中都	阳池 内关	丘墟 公孙	丘墟 公孙
卯	冲阳 水泉	通里 京骨	内关 阳池	列缺 腕骨	公孙 丘墟	中都 合谷	水泉 冲阳	公孙 丘墟	通里 京骨	内关 阳池	内关 阳池	中都 合谷
辰	腕骨 列缺	冲阳 水泉	合谷 中都	京骨 通里	丘墟 公孙	腕骨 列缺	冲阳 水泉	阳池 内关	阳池 内关	京骨 通里	腕骨 列缺	腕骨 列缺
巳	阳池 内关	公孙 丘墟	通里 京骨	水泉 冲阳	列缺 腕骨	通里 京骨	中都 合谷	内关 阳池	公孙 丘墟	水泉 冲阳	水泉 冲阳	通里 京骨
午	冲阳 水泉	合谷 中都	京骨 通里	丘墟 公孙	腕骨 列缺	阳池 内关	阳池 内关	合谷 中都	京骨 通里	丘墟 公孙	冲阳 水泉	冲阳 水泉
未	合骨 中都	列缺 腕骨	公孙 丘墟	中都 合谷	水泉 冲阳	内关 阳池	通里 京骨	列缺 腕骨	列缺 腕骨	中都 合谷	中都 合谷	公孙 丘墟
申	合谷 中都	京骨 通里	丘墟 公孙	阳池 内关	阳池 内关	冲阳 水泉	合谷 中都	京骨 通里	丘墟 公孙	腕骨 列缺	合谷 中都	合谷 中都
酉	京骨 通里	水泉 冲阳	列缺 腕骨	内关 阳池	中都 合谷	公孙 丘墟	公孙 丘墟	水泉 冲阳	内关 阳池	通里 京骨	通里 京骨	列缺 腕骨
戌	京骨 通里	阳池 内关	阳池 内关	腕骨 列缺	冲阳 水泉	合谷 中都	京骨 通里	丘墟 公孙	腕骨 列缺	冲阳 水泉	阳池 内关	阳池 内关
亥	丘墟 公孙	内关 阳池	水泉 冲阳	通里 京骨	通里 京骨	列缺 腕骨	内关 阳池	中都 合谷	冲阳 水泉	公孙 丘墟	公孙 丘墟	内关 阳池

直看日干横看时①。另②有壬子、癸丑二日在外不

---

① 直看日干横看时：嘉靖本无。

② 另：嘉靖本作"令"。

同，此共十有二日，计二十四穴①，逐日配合刺，切要。

　　阳日阳时针阴穴，阴日阴时针阳穴；阳日阴时针阳穴，阴日阳时针阴穴。

　　针有劫病之功，其言信矣。移疼住痛，在乎捻指。经云：医疗有方，针灸有法。得师径路，补泻分明，疾无不愈也。

---

① 此共十有二日，计二十四穴：嘉靖本作"此二日计二十四日图"。

盘石金直刺秘传

中风半身不遂，左瘫右痪，先于无病手足针，宜补不宜泻；次针其有病足手，宜泻不宜补：合谷一，手三里二，曲池三，肩井四，环跳五，血海六，阳陵泉七，阴陵泉八，足三里九，绝骨十，昆仑十一。

风毒瘾疹，遍身搔痒，抓破成疮：曲池灸，针泻，绝骨灸，针泻，委中出血。

天吊风，手足拽牵：曲池，足三里并泻。

肺风满面赤疮暴生者：少①商，委中泻。其疮年深者，合谷泻。

中风后头痛如破②：百会灸，次用三棱针，四旁刺之血出，合谷泻。

伤寒，有阴有阳，用意参详，不问阴阳，七日过经不汗：合谷补，复溜泻，汗出立愈，此穴解表发汗神妙③。

伤寒虚汗不止，大凡虚弱盗汗同④：合谷，复溜补。

---

① 少：原作"合"，据嘉靖本改。
② 破：原作"故"，据嘉靖本改。
③ 合谷补，复溜泻，汗出立愈，此穴解表发汗神妙：原无，据嘉靖本补。
④ 伤寒虚汗不止，大凡虚弱盗汗同：原无，据嘉靖本补。

伤寒一二日，发热如火：曲池泻，委中。

伤寒一二日，头目昏①，背面节疼痛不可转侧，气喘，睡卧不安，虚汗不止，上体热，下体寒战：曲池泻，复溜补，委中刺不愈，合谷泻。

伤寒寒战不已：曲池补，关元灸，针补。

伤寒咳嗽寒痰：少商，列缺泻。

伤寒结胸，气攻胁肋②，同治：支沟泻。

伤寒小便不通：支沟泻；水通：阴谷泻。

头风偏痛，不可忍，半边口燥热：合谷泻，解溪左疼取右，右疼取左。

口风③头晕面赤，不欲人言：攒竹泻，三里泻。未愈泻合谷、风池。

头风如破，眉目间痛：阳白，解溪，合谷并泻。

眼目暴赤肿痛，眼巢红：太阳出血，大小骨空灸。

青盲，雀目，视物不明：丘墟灸，针泻，足三里，委中出血。

耳聋气闭，肾家虚败，邪气攻上：肾俞④灸，听会⑤泻。

鼻中生疮：少商出血。

---

① 昏：嘉靖本无。
② 肋：原作"筋"，据嘉靖本改。
③ 风：原作"气"，据嘉靖本改。
④ 俞：原作"愈"，据嘉靖本改。
⑤ 会：原无，据嘉靖本补。

鼻酸多嚏，流清涕：囟会，风门灸。

上牙生疮：人中泻。

下牙生疮：承浆泻。

口舌生疮：委中泻。

双乳蛾：少商，委中。

缠喉风：少商灸。

喉闭：少泽，中冲，委中。

急喉闭，舌根强痛，语言不能：少商，三里，合谷泻。

挫枕项强，不能回顾：少商，承浆，后溪，委中。

寒气攻注心脾疼，发时口吐清水，饮食不进：中脘灸，太陵泻①。

一切游走气攻胸胁疼痛，语言、咳嗽难，不可转侧：支沟右疼泻左，左疼泻右，委中出血。

脾湿气伤，不思饮食：公孙补。

腰背杂证：人中，委中。

肾虚腰疼：肾俞灸，委中。

气攻腰背脊疼：肩井，委中。

腰胯疼痛，转侧难，痛则补曲池、泻环跳；麻木则泻曲池、补环跳。

腰膂反折强，疼连两臂或风劳气：人中，肩井。

---

① 泻：嘉靖本无。

风湿相搏，脊臀连腰强痛，痛则灸筋缩，麻木补肩井。

五种腰疼：尺泽。

乳疽：委中_泻。

手臂膊痛红肿：合谷。

小便不通：支沟_泻。

手臂挛不能握物：合谷_{痛泻之，麻补之}。

腿行步难：髋骨_{痛泻之，拘挛补之}。

腰股瘫痪痛，内痛针血海，外疼针风市。

脚步难行：曲池，承山，痛则针太冲。

脚背红肿，疼入风：委中。

尸厥：中极_补，关元_灸。

水蛊四肢浮肿：支沟_泻，水分，关元。

疝气：足三里，关元_灸，中极_灸，三阴交，大敦。

五种疟疾：间使_{寒补热泻}，未愈者百劳。

黄疸，四肢无力：中脘_灸，三里_泻。

浑身发黄：至阳_灸，委中_{出血}。

妇人经血不通：三阴交_泻。

妇人血气痛：合谷_补，三阴交_泻。

针灸歌

中风瘫痪经年月，曲鬓七处艾且热。

耳聋气闭听会中，百会脱肛并泻血。

承浆暴哑口㖞斜，耳下颊车并口脱。

偏正头疼及目眩，囟会神庭最亲切。

风劳气嗽久未痊，第一椎下灸两边。

肺疼喘满难偃仰，华盖中府能安然。

喉闭失音并吐血，细寻天突宜无偏。

瘰疬当求缺盆内，紫宫吐血真秘传。

霍乱吐泻精神脱，艾灸中脘人当活。

食积脐旁取章门，气癖食关中脘穴。

脐上一寸名水分，腹胀更宜①施手诀。

关②元气海脐心下，虚惫崩中真妙绝。

呕吐当先求膈俞，胁痛肝俞目翳除。

肩如反弓臂如折，曲池养老并肩髃。

泄泻注下取脐内，意舍消渴诚非虚。

---

① 宜：原无，据嘉靖本补。

② 关：原作"闭"，据嘉靖本改。

气刺两乳中庭内，巨阙幽门更为最。

忽然下部发奔豚，穴号五枢宜灼艾。

肺俞魄户疗肺痿，疟灸脾俞寒热退。

膏肓二穴不易求，虚惫失精并上气。

五痔只好灸长强，肠风痔疾尤为良。

肠痛围脐四畔灸，相去寸半当酌量。

赤白带下小肠俞，咳逆期门中指长。

大敦二穴足大指，血崩血衄宜细详。

项强天井及天柱，鼻塞上星真可取。

人门挺露号产瘕，阴跷脐心二穴主。

妇人血气痛难禁，四满灸之效可许。

脐下二寸名石门，针灸令人绝子女。

肩髃相对主瘘留，壮数灸之宜推求。

腹连掩殗骨蒸患，四花一灸可无忧。

环跳取时须侧卧，冷痹筋挛足不收①。

转筋速灸承山上，大冲寒疝即时瘳。

脚气三里及风市，腰痛昆仑曲䏶里。

复溜偏治五淋病，涌泉无孕须怀子。

阴中湿痒阴跷间，便疝大敦足大指。

癫邪之病及五痫，手足四处艾俱起。

风拄地痛足箭疼，京历跗阳与仆参。

---

① 四花一灸可无忧。环跳取时须侧卧，冷痹筋挛足不收：原无，据嘉靖本补。

心如锥刺太溪上，睛痛宜去灸拳尖。
历节痛风两处灸[1]，飞扬绝骨可安痊。
脾虚腹胀身浮肿，大都三里艾宜燃。
赤白痢下中膂取，背脊三焦最宜主。
臂疼手痛手三里，腕骨肘髎与中渚。
巨骨更取穴谚谚，肩背痛兼灸天柱。
腰俞一穴最为奇，艾灸中间腰痛愈。
醉饱俱伤面目黄，但灸飞扬及库房。
额角偏头疼灌注，头风眼泪视眈眈。
伤寒热病身无汗，细详孔最患无妨。
寒气绕脐心痛急，天枢二穴夹脐旁。
女人经候不匀调，中极气海与中髎。
月闭乳痈临泣妙，痕聚膀胱即莫抛。
乳汁少时膻中穴，夜间遗溺觅阴包。
足疼足弱步难履，委中更有三阴交。
心神怔忡多健忘，顶心百会保安康。
两丸牵痛阴痿缩，四满中封要忖量。
四直脐心灸便沥，胞转葱吹溺出良。
忽然梦魇归泉速，拇指毛中最可详。
脑热脑寒并脑溜，囟会穴中宜着灸。
鼻中息肉气难通，灸取上星辨香臭。

---

① 灸：嘉靖本作"穴"。

天突结喉两旁间，能愈痰涎①并咳嗽。
忽然间发身旋倒，九椎筋缩无差谬。
痈疽杂病能为先，蒜艾当头急用捻。
犬咬蛇伤灸痕迹，牙疼叉手及肩尖。
噎塞乳根一寸穴，四椎②骨下正无偏。
大便失血阳虚脱，脐心对脊效天然。

又歌曰

心疼巨阙穴中求，肩井曲池躯背痛。
眼胸肝俞及命门，足躄悬钟环跳中。
阴跷阳维治胎停，照海能于喉闭用。
大钟一穴疗心痴，太冲腹痛须勤诵。
脾胃疼痛泻公孙，胸腹痛满内关分。
劳嗽应须泻魄户，筋挛骨痛销魂门。
眼痛睛明及鱼尾，阴郄盗汗却堪闻。
若也中风在环跳，小儿骨蒸偏历尊。
行步艰难太冲取，虚损天枢实为主。
要知脊痛治人中，痴呆只向神门许。
风伤项急风府寻，头眩风池吾语汝。

---

① 涎：原作"延"，据嘉靖本改。
② 椎：原作"榷"，据嘉靖本改。

针灸歌 87

耳闭听会眼合谷，承浆偏疗项难举。
胸结身黄在涌泉，脑昏目赤攒竹穿。
两肘拘挛曲池取，转筋却向承山先。
宣导气冲与太白，开通水道阴陵边。
脚腕痛时昆仑取，股膝疼痛阴市便。
癫痫后溪疟间使，心痛劳宫实堪治。
胸满胁胀取期门，大敦七疝兼偏坠。
怯黄偏在腕骨中，五劳羸瘦求三里。
膝肿目疾行间求，肘痛筋挛尺泽试。
若也鼻塞取迎香，两股酸疼肩井良。
偏头风痛泻攒竹，咳唾寒痰列缺强。
迎风冷泪在临泣，委中肾俞治腰行。
三阴交中死胎下，心胸如病太陵将。
肩背患时手三里，两足冷痹肾俞拟。
胁下筋边取阳陵，脊心如痛针中渚。
头强项硬刺后溪，欲知秘诀谁堪侣？
此法传从窦太师，后人行之踏规矩。

灸法杂抄切要

食多而身瘦者，名食晦，宜灸脾俞。

食罢而贪睡卧者，名脾困，宜灸中脘。

脑虚冷衄，风寒入脑久远成疾，宜灸囟会。

饮食不消，心腹胀，面色萎黄，世谓之脾肾病，宜灸中脘。

久冷伤惫脏腑，泻利不止，中风不省人事等疾，宜灸神门。

脏气虚惫，真气不足，一切气疾久痞老者，宜灸气海。

脏腑虚乏，下元冷惫等疾，宜灸丹田。

阳气虚惫，失精绝子，宜灸中极。

十二经脉皆有输、原，手足阴阳之交会，血气之流通，外营筋节，内连脏腑。经云：手三阳之脉，从手至头；手三阴之脉，从手至胸；足三阳之脉，从足至头①；足三阴之脉，从足至胸，日夜循环，阴阳会合。又曰：春夏刺浅，秋冬刺深。缘春、夏阳气在上，人气亦在

---

① 从足至头：嘉靖本作"从头至足"。

上，所当浅刺①之；秋冬阳在下，人气亦在下，所当深取之。

所谓井、荥、输、原、经、合者，凡孔穴流注，所出为井，所流为荥，所注为输，所过为原，所行为经，所入为合，此针之大法也。春刺井，夏刺荥，季夏刺输，秋刺经，冬刺合也。

---

① 刺：嘉靖本作"取"。

飞腾八法起例

甲己子午九，乙庚丑未八，丙辛寅申七，丁壬卯酉六，戊癸辰戌五，己亥属之四。

上并以日时、天干、地支配合，得数以九除之，取零数合卦定穴。

八卦数例

一坎二坤　三震　四巽　五中男寄坤，女寄艮　六乾七兑　八艮　九离

上以干支九数除，零合卦。

乾属公孙艮内关，震宫居外巽溪间外关、后溪。

离居列缺坤申脉，照海临泣兑坎观兑照海，坎临泣。

上以九除，零数合卦定穴。

合穴：公孙　临泣　后溪　照海
　　　内关　外关　申脉　列缺

定八穴所在

公孙二穴，足太阴脾之经。在足大趾内侧本节后一

寸陷中，令病人坐，蜷两足底，相取之。合内关穴。

内关二穴，手厥阴心之经。在手掌后二寸。令病人稳坐，仰手取之。

临泣二穴，足少阳胆之经。在足小趾次趾本节后一寸陷中，一云去侠溪一寸五分。令病人垂足取之。亦合于外关。

外关二穴，手少阳三焦经。在手腕后二寸，别起心主。令病人稳坐，覆手取之。

后溪二穴，手太阳小肠之经。在手小指外侧本节后陷中。令病人稳坐，覆手取之。合申脉①。

申脉二穴，足太阳膀胱经。在足外踝下，赤白肉际陷中。令病人垂脚，坐取之。合于后溪。

照海二穴，足少阴肾之经。在足内踝下，赤白肉际陷中，令病人稳坐，足底相对取之。合列缺。

列缺二穴，手太阴肺之经，在腕后一寸半，两手相叉，食指头尽筋骨罅间是，合照海②。

---

① 合申脉：嘉靖本无。
② 指头尽筋骨罅间是，合照海：原无，据嘉靖本补。

后　序

　　《玉龙经》者，婺源王先生所传针灸之书也。其所以托名扁鹊者，重其道而神其书也。名曰玉龙者，盖以玉为天地之精，龙之神变极灵，此书之妙用亦犹是也。愚自蚤岁，蒙亲授以来，游艺于七闽两浙之间者，凡四十年，遇病则医，医必见效，信此书之道，犹玉之孚尹旁达，光焰愈久而不磨；龙之行天，施泽之无穷，变化愈神，而人莫得而测也。由是拜手述其所以，指用识于卷之末云。

　　　　　　　　　　　　　天历二年，岁在己巳，
　　　　　　　武林后学周仲良书于锦山跻寿堂